Sameh Sayhi
Sameh Mezri

Efeitos adversos da terapêutica com corticosteróides no lúpus

AF551204

Sameh Sayhi
Sameh Mezri

Efeitos adversos da terapêutica com corticosteróides no lúpus

Eritematoso sistémico

ScienciaScripts

Imprint
Any brand names and product names mentioned in this book are subject to trademark, brand or patent protection and are trademarks or registered trademarks of their respective holders. The use of brand names, product names, common names, trade names, product descriptions etc. even without a particular marking in this work is in no way to be construed to mean that such names may be regarded as unrestricted in respect of trademark and brand protection legislation and could thus be used by anyone.

Cover image: www.ingimage.com

This book is a translation from the original published under ISBN 978-620-6-71604-4.

Publisher:
Sciencia Scripts
is a trademark of
Dodo Books Indian Ocean Ltd. and OmniScriptum S.R.L publishing group

120 High Road, East Finchley, London, N2 9ED, United Kingdom
Str. Armeneasca 28/1, office 1, Chisinau MD-2012, Republic of Moldova, Europe
Managing Directors: Ieva Konstantinova, Victoria Ursu
info@omniscriptum.com

Printed at: see last page
ISBN: 978-620-8-55539-9

Copyright © Sameh Sayhi, Sameh Mezri
Copyright © 2025 Dodo Books Indian Ocean Ltd. and OmniScriptum S.R.L publishing group

Conteúdo

1 INTRODUÇÃO

As propriedades anti-inflamatórias dos corticóides têm uma longa história na prática médica. De facto, estas hormonas sintéticas continuaram a fazer maravilhas em várias especialidades médicas e cirúrgicas graças às suas potentes acções anti-inflamatórias e imunossupressoras, ao ponto de a corticoterapia geral ser atualmente uma das terapias mais difundidas no mundo. [1]

Num departamento de medicina interna, os corticosteróides são a terapia de primeira linha e o elemento-chave na gestão da maioria das doenças inflamatórias crónicas, incluindo o lúpus eritematoso sistémico (LES). O LES é uma doença autoimune não específica de um órgão que pode ser fatal. A terapia com corticosteróides é uma ferramenta terapêutica fundamental no tratamento das recidivas do LES.

Apesar dos numerosos efeitos benéficos destas moléculas, a sua utilização é limitada tanto quanto possível devido aos seus efeitos secundários. A terapêutica com corticosteróides pode dar origem a complicações metabólicas, infecciosas e osteoarticulares potencialmente graves. No entanto, os efeitos adversos dos corticosteróides são frequentemente evitáveis ou podem ser minimizados.

Isto faz com que a escolha da terapia com corticosteróides seja delicada, baseada num equilíbrio aceitável entre uma atividade anti-inflamatória suficiente e efeitos secundários toleráveis. [3]

Os objectivos do nosso estudo são :

- ❖ Estar consciente dos vários efeitos adversos inerentes à terapêutica com corticosteróides.
- ❖ Determinar o papel do enfermeiro na gestão de um paciente em terapia com corticosteróides.

2 MATERIAIS E MÉTODOS

I. Âmbito do estudo :

O nosso estudo foi efectuado no serviço de medicina interna do Hôpital Militaire Principal de Tunis (HMPIT).

II. Tipo e período de estudo :

1. Tipo de estudo :

Trata-se de um estudo descritivo retrospetivo.

2. Período de estudo :

O estudo está a ser realizado durante um período de dois meses, entre fevereiro e março de 2016.

III. Doentes :

1. Critérios de inclusão :

Todos os doentes com lúpus que foram hospitalizados e tratados com corticosteróides sistémicos, e que foram hospitalizados entre junho de 2012 e dezembro de 2015.

2. Critérios de exclusão :

Doentes com lúpus que não estejam a tomar corticosteróides sistémicos.

IV. Métodos :

1. Recolha de dados :

- Para a recolha dos dados, utilizámos um formulário pré-estabelecido que continha todas as variáveis dos registos hospitalares.
- Foram recolhidos dados de 75 doentes de diferentes idades e géneros.
- Esta ficha de estudo inclui dados epidemiológicos (idade, sexo), clínicos (forma clínica do LES), terapêuticos (tratamento com corticosteróides: molécula, dose, duração, modo de administração) e evolutivos de cada doente, bem como uma lista dos efeitos adversos deste tratamento.

2. Análise dos dados :

um estudo analítico e resumimos os resultados relativos a estes doentes.

Os dados foram introduzidos e analisados utilizando o Excel 2007 e o processamento de texto utilizando o Word 2007.

3 RESULTADOS

I. DADOS EPIDEMIOLÓGICOS :

Dos 90 doentes com lúpus admitidos no hospital, 75 estavam a ser tratados com corticosteróides sistémicos.

I.1.Idade :

A idade média dos nossos doentes na altura do estudo era de 41,16 anos, com extremos que variavam entre os 16 e os 84 anos.

Quarenta e quatro por cento da população com lúpus estudada situava-se na faixa etária dos 30 aos 45 anos.

A Figura 1 mostra a distribuição dos doentes por idade:

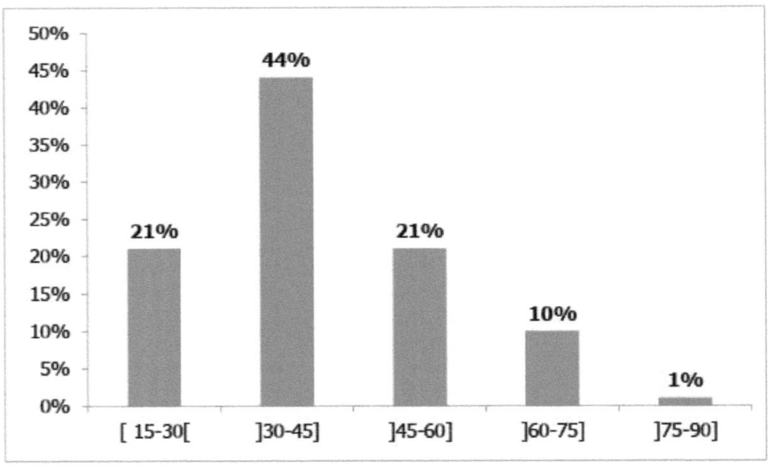

Figurai: Distribuição dos doentes por idade na altura do estudo.

I.2.Género :

A nossa série foi constituída por 57 mulheres e 18 homens. O rácio entre os sexos F/M foi de 3,16.

A Figura 2 mostra a distribuição dos doentes por género.

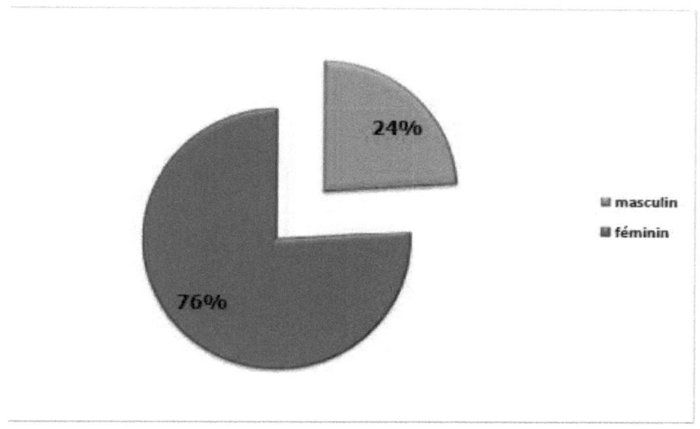

Figura 2: Distribuição dos doentes por género.

II. DADOS CLÍNICOS :

Forma clínica do LES :

- O envolvimento mucocutâneo foi prescrito em 66 doentes, ou seja, **80%**, a maioria dos quais desenvolveu eritema vespertilial.
- As queixas reumatológicas foram registadas em 71 doentes (**95%)**, dos quais 41 tinham artralgia, 24 tinham artrite e os restantes 6 tinham mialgia.
- A lesão neurológica foi prescrita em 23 doentes (**31%**), cujos vários sintomas eram de lesão do sistema nervoso central, tais como: crises convulsivas, perturbação da marcha, perturbação da consciência, confusão mental, vertigens, cefaleias, desorientação temporo-espacial ....
- Os problemas digestivos estavam presentes em 15 doentes (**20%)**, sob a forma de dores abdominais, diarreia, gastropatia hemorrágica e pancreatite.

A intervenção cardíaca foi prescrita em 29 doentes (**37%),** 14 dos quais apresentavam pericardite e sinais funcionais como dor torácica e dispneia de esforço. Os restantes doentes apresentavam outras manifestações como: valvulopatia com insuficiência mitral, miocardite....

- O envolvimento pulmonar foi prescrito em 21 doentes (**28%),** com casos de pleurisia e derrame pleural.

- O comprometimento renal foi prescrito em 50 pacientes (**67%),** com manifestações de nefropatia lúpica classe I e IV e diferentes classes de glomerulonefrite.

-A figura 3 mostra as diferentes manifestações clínicas.

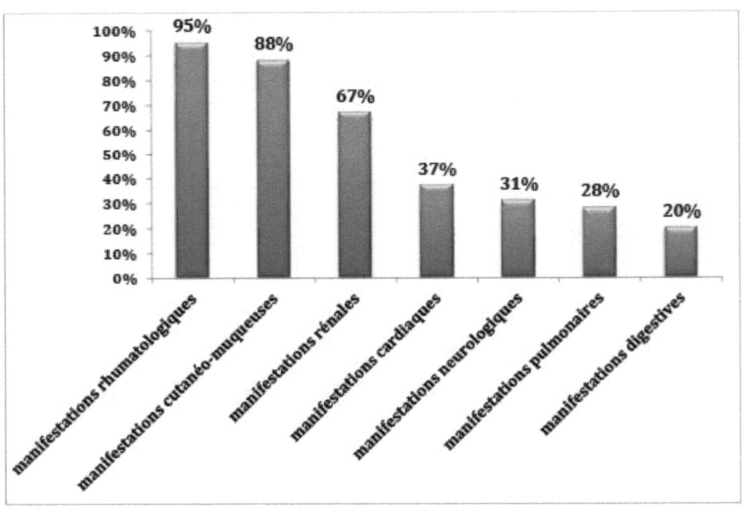

Figura 3: Distribuição dos pacientes de acordo com a forma clínica.

TRATAMENTO DE CORTI^DES :

III.1. I. Moléculas :

-A metilprednisolona (Solumedrol) foi administrada por via intravenosa em 34 doentes no início do tratamento sob a forma de bolus, seguida de prednisona (1mg/kg/dia).

Cinquenta e cinco por cento dos doentes receberam tratamento com corticosteróides sob a forma de comprimidos. A prednisona (cortancyl) e a prednisolona (solupred) foram prescritas por via oral a 35 e 21 doentes, respetivamente.

III.2. 2 A dose :

- Foi prescrita uma dose de lmg/kg/d de prednisona em 41 casos **(55%)**, indicada para as manifestações articulares.
- Foi prescrita uma dose de 0,5 mg/Kg/d a 12 doentes cuja indicação era serosite (pleurisia, pericardite).
- Foi prescrita uma dose de 10-20mg/Kg/d em 22 doentes com poliartrite não erosiva.

A Tabela 1 mostra o tratamento com corticosteróides em função da dose.

Dose	**10-20mg/kg**	**1mg/kg**	**0,5mg/kg**
Força de trabalho	22	41	12
Percentagem	*29%*	*55%*	*16%*

Tabela 1: Tratamento com corticosteróides de acordo com a dose.

III.3. 3. duração :

Setenta dos doentes com lúpus receberam corticosteróides sistémicos durante um mês ou mais, devido a vários problemas clínicos: cardíacos, neurológicos, renais, etc.

A Tabela 2 mostra o tratamento com corticosteróides em função duração.

Duração	**curto: menos de um mês**	**longo: maior ou igual a um mês**
Trabalhadores	5	70
Percentagem	***7%***	***93%***

Tabela 2: Tratamento com corticosteróides de acordo com a duração.

Nos cinco doentes com lúpus que receberam corticosteróides a curto prazo, a indicação foi poliartralgia incapacitante ou poliartrite não erosiva.

IV. OS EFEITOS INDESEJÁVEIS DA CORTICOTERAPIA :

Oitenta e sete **por cento (87%)** dos doentes tratados com corticosteróides sofreram reacções adversas ao tratamento.

A Figura 4 mostra os vários efeitos secundários da terapêutica com corticosteróides:

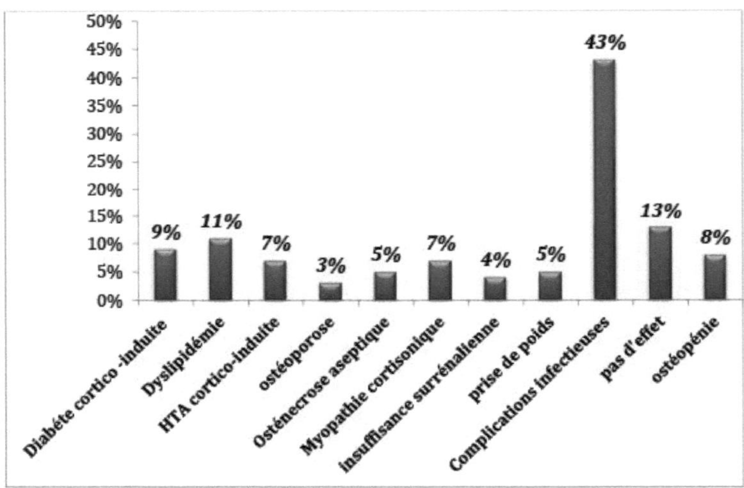

Figura 4: Efeitos secundários da terapêutica com corticosteróides.

IV.1. Complicações infecciosas :

Trinta e dois pacientes apresentaram complicações infecciosas, representando **43%** das complicações.

- Vinte e dois doentes tinham uma infeção bacteriana com :

J Dezoito casos de infeção do trato urinário, ou seja, **24%** dos nossos pacientes: 14 com E. coli, 4 com klebsiella

J Dois casos de pneumoniaum dos quais desenvolveu uma sépsis grave que exigiu a transferência para os cuidados intensivos.

J Foram registados dois casos de tuberculose, um dos quais era multifocal.

- Sete eram infecções virais, 3 das quais eram casos de herpes zoster.
- Três, infecções micóticas, representando **4%** dos doentes.

Terapia com corticosteróides: efeitos secundários

Estes doentes necessitam de terapia antibiótica sistémica, mas o resultado nem sempre é favorável: alguns doentes têm um agravamento da função renal, levando a insuficiência renal e diálise, enquanto outros evoluem para a morte.

A figura 5 mostra a distribuição das infecções de acordo com a natureza do agente patogénico:

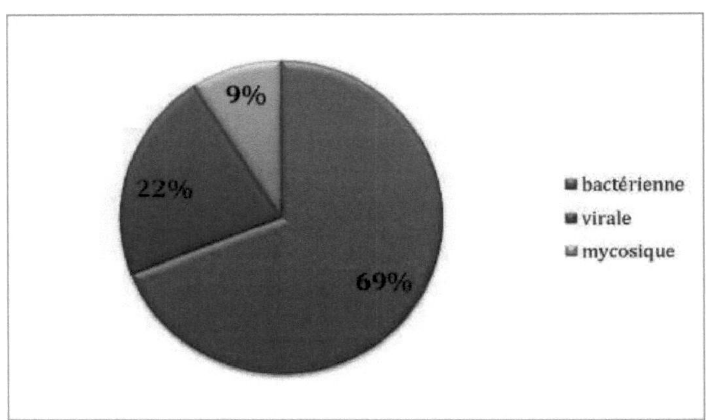

Figura 5: Distribuição infecções de acordo com a natureza do agente patogénico.

IV.2 Complicações ósseas :

-Foram observadas complicações ósseas em 13 casos (**16%** dos doentes).

A densitometria óssea (DMO), realizada em 12 pacientes, mostrou :

- A osteoporose da coluna vertebral e das vértebras lombares, não complicada por fratura, estava presente em 2 doentes (**3%** dos casos).
- A osteopenia estava presente em 6 doentes (**8%**).
- A osteonecrose asséptica da cabeça do fémur foi observada em 4 doentes lúpicos (3 mulheres e 1 homem), ou seja, **5%** da população estudada. Estes doentes queixavam-se de dores na anca ou na coxa, com claudicação ao caminhar.

A Figura 6 mostra as complicações ósseas da terapêutica com corticosteróides:

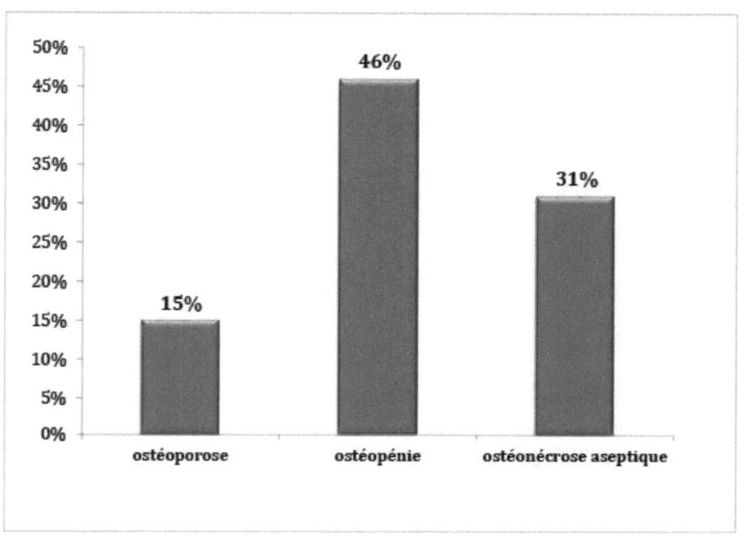

Figura 6: Complicações ósseas da terapêutica com corticosteróides.

Um doente necessitou de uma prótese da anca.

Terapia com corticosteróides: efeitos secundários

IV.3 Complicações metabólicas :

Vinte doentes apresentavam uma ou mais complicações metabólicas (diabetes induzida por corticoterapia, hipertensão induzida por corticoterapia, dislipidemia), ou seja, **26%** do total de doentes:

IV.3.1. Diabetes induzida por corticosteróides :

Sete doentes (cinco mulheres e dois homens) tinham apresentado diabetes induzida pelo corticoide ou intolerância à glucose, ou seja, **9%** dos casos estudados.

O tempo médio para o aparecimento desta complicação metabólica foi de 4 meses.

Quatro doentes com uma HbA1c superior a 9% que tinham recebido tratamento antidiabético.

Apenas um doente apresentou descompensação da diabetes.

IV.3.2 Hipertensão induzida por corticosteróides :

Cinco doentes desenvolveram hipertensão arterial, ou seja, **7%** dos casos estudados, tendo dois doentes descompensado uma hipertensão arterial pré-existente que exigiu o reforço do tratamento anti-hipertensivo.

IV.3.3 Dislipidemia :

Foram confirmados oito casos de dislipidemia (5 mulheres, 3 homens), representando **40%** de todas as complicações metabólicas.

O perfil lipídico revelou um aumento dos níveis de colesterol total e de triglicéridos com :

- Cinco casos de hipercolesterolemia.
- Apenas um caso de triglicéridos.
- Dois casos mistos.

Alguns doentes estavam a fazer terapêutica com estatinas.

A figura 7 resume as várias complicações metabólicas da terapêutica com corticosteróides:

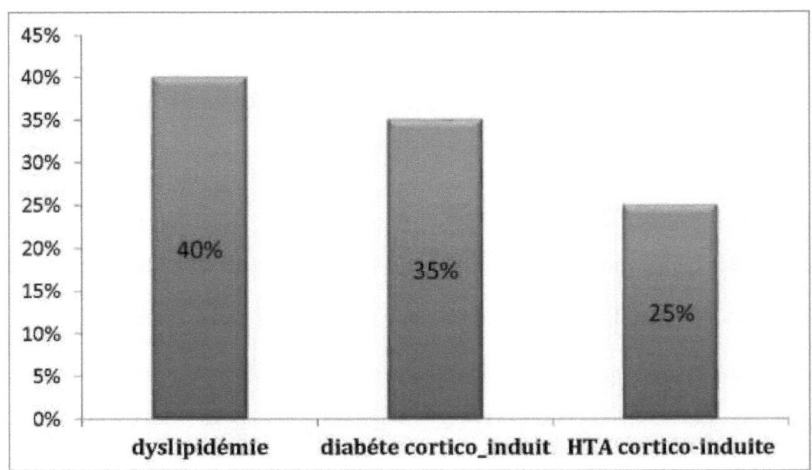

Figura 7: Complicações metabólicas da terapêutica com corticosteróides.

IV.4. Miopatias cortisónicas :

A miopatia foi registada em 5 doentes, ou seja, **7%** dos casos.

As enzimas musculares (CPK, LDH, AS AT...) aumentam na miopatia por cortisona.

IV.5. Complicações endócrinas :

IV.5.1 Insuficiência suprarrenal:

Três doentes desenvolveram insuficiência suprarrenal, que se tornou sintomática quando a terapêutica com corticosteróides foi interrompida. Dois destes doentes necessitaram de hospitalização.

IV.5.2 Síndrome de Cushing:

Quatro doentes apresentavam um rosto cushingóide, ou seja, 5% dos doentes seguidos.

4 Discussão

1. *Corticóides :*

1. Definição de corticóides :

Os corticóides são **medicamentos** anti-inflamatórios, analgésicos e anti-redematosos utilizados numa vasta gama de doenças. Estas moléculas são sintetizadas a partir do cortisol, uma hormona natural produzida pelo **córtex suprarrenal**. [24]

2. Definição de terapia com corticosteróides :

A corticoterapia é a administração de substâncias glucocorticóides para fins terapêuticos. [5]

3. Classificação dos corticóides :

Deve ser feita uma distinção entre os glucocorticóides naturais e os glucocorticóides sintéticos.

> ***Glucocorticóides naturais :***

Os glucocorticóides naturais (cortisona ou hidrocortisona) são utilizados principalmente na terapia de substituição hormonal para a insuficiência suprarrenal.

O hemisuccinato de hidrocortisona, pelo contrário, tem um efeito muito rápido, pelo que deve ser reservado para situações de emergência.

> ***Glucocorticóides sintéticos*** **:**

Os glucocorticóides sintéticos têm uma atividade aumentada para melhorar a sua ação anti-inflamatória e os seus efeitos mineralocorticóides são reduzidos (quadro 3). São utilizados noutras indicações terapêuticas (anti-inflamatórias, imunossupressoras, antialérgicas) e são definidos como :

> Corticóides de ação curta (prednisona, prednisolona, metilprednisolona), com um poder anti-inflamatório 4 a 5 vezes superior ao do cortisol;

> Corticóides de efeito intermédio (triamcinolona, parametasona), com um poder

anti-inflamatório 5 a 10 vezes superior ao do cortisol;

> Corticóides de ação prolongada (betametasona, dexametasona, cortivazol), com um poder anti-inflamatório 25 a 30 vezes superior ao do cortisol (até 60 vezes no caso do cortivazol). [6]

	Atividade anti-inflamatória	**Atividade mineral-corticoide**	**Equivalência de doses**	**Meia-vida biológica (horas)**
Hidrocortisona	1	1	20 mg	8-12
Cortisona	0.8	1	25 mg	8-12
Prednisona e Prednisolona	4	0.8	5 mg	12-36
Metilprednisolona	5	0.5	4 mg	12-36
Triamcinolona	5	0	4 mg	12-36
Betametasona	25	0	0,75 mg	36-54
Dexametasona	25	0	0,75 mg	36-54
Cortivazol	60	0	0,3 mg	>60

Quadro 3: Atividade glucocorticoide. [7]

4. Propriedades farmacodinâmicas :

-Propriedades terapêuticas :

- **Ação anti-inflamatória**:

Terapia com corticosteróides: efeitos secundários

A atividade anti-inflamatória é exercida nas diferentes fases da reação inflamatória e é observada em doses baixas (0,1 mg/kg/dia de equivalente de prednisona). Os corticosteróides reduzem :

Produção de citocinas pró-inflamatórias ;

A síntese de outros mediadores inflamatórios e inibição da ação das moléculas de adesão;

A diferenciação e a atividade anti-infecciosa dos macrófagos.

- **Ação anti-alérgica e imunossupressora**:

Estas duas acções requerem doses mais elevadas do que a ação anti-inflamatória. Os corticóides reduzem o número de linfócitos T circulantes, bem como a produção, a proliferação e a função dos linfócitos T auxiliares, supressores e citotóxicos.

- **Ação vasoconstritora**:

Os corticóides têm um efeito vasoconstritor próprio, independente dos efeitos anteriores, nomeadamente nos vasos cutâneos. Reduzem a permeabilidade capilar. [6]

5. Farmacocinética

i- Absorção :

-A absorção digestiva (na parte inicial do jejuno) da prednisona é rápida, aproximadamente 80% por via oral após uma dose única. Após a absorção, a prednisona é convertida no metabolito ativo prednisolona por 11ß-hidroxilação no fígado. ®®Contudo, o metassulfobenzoato de prednisolona (Solupred) é menos bem absorvido do que a prednisona (Cortancyl), o que a torna menos biodisponível. Por conseguinte, a prednisona é preferida no tratamento de doenças inflamatórias.

4- Ligação às proteínas :

No plasma, a maioria dos glucocorticóides circula sob a forma de ligação (**90%** para a prednisona e a prednisolona, **77%** para a metilprednisolona) a duas proteínas de transporte: a albumina, que tem uma capacidade elevada mas baixa afinidade, e a transcortina ou "Cortisol Binding Globulin" (CBG), uma globulina alfa 2 com uma capacidade baixa mas alta afinidade.

4- Eliminação

- As moléculas de glucocorticóides são lipofílicas e têm de ser metabolizadas em metabolitos mais solúveis em água antes de poderem ser eliminadas. A eliminação faz-se principalmente através dos rins. [24]

6. Indicações para os corticosteróides :

Os corticosteróides têm uma vasta gama de indicações:

J Doenças inflamatórias sistémicas: (nas suas formas graves, com envolvimento multiviceral)

- Lúpus eritematoso sistémico (como na nossa série)
- artrite reumatoide
- A doença de Still...

Vasculite

Dermatoses bolhosas auto-imunes (pênfigo, penfigoide bolhoso)

Perturbações neurológicas :

- esclerose múltipla
- lesões da espinal medula
- miastenia gravis.

o Na nossa série, o estudo do LES porque representa uma indicação importante para a terapêutica com corticosteróides a longo prazo. O estudo de Chaachoui Fatma et al verificou que os corticosteróides estavam indicados em 60% dos doentes com lúpus [9]. Na nossa série, a terapêutica com corticosteróides foi indicada em 80% dos casos.

Terapia com corticosteróides: efeitos secundários

7. Contra-indicações:

Não existe qualquer contraindicação absoluta para a terapêutica breve com corticosteróides ou para a terapêutica com corticosteróides para fins vitais.

- Alergia conhecida.
- Úlcera péptica.
- Doenças infecciosas não controladas.
- Estados psicóticos não controlados.
- Doenças virais progressivas [8].

II. Epidemiologia

- ***Idade :***

-A maioria dos doentes com lúpus que tinham recebido corticosteróides sistémicos tinha entre 30 e 45 anos de idade, com uma idade média de 41,16 anos. Na literatura, um estudo retrospetivo, entre janeiro de 2006 e junho de 2009, no departamento de medicina interna do CHU Mohamed VI, centrou-se em doentes que tinham recebido terapêutica com corticosteróides sistémicos durante pelo menos três meses e em doses >7,5 mg de equivalente de prednisona, A idade média foi de 35,75 anos (17--> 70ans). [1]

- ***Género :***

-Encontrámos uma predominância de mulheres **(76%),** o que pode ser explicado por factores hormonais (restrogénios) e genéticos (cromossoma x). [10]. Este resultado é semelhante ao de um estudo efectuado pelo Centro Nacional de Referência do LES, serviço de medicina interna do Professor Amoura no Hôpital de la Pitié, Paris [10], que encontrou uma predominância feminina de **88,3%** contra **11,7%.**

III. ***Efeitos indesejáveis da terapêutica com corticosteróides :***

1. Risco de infeção :

- As infecções são a consequência de uma diminuição da resistência aos agentes bacterianos, virais, parasitários ou fúngicos, induzida pelos corticosteróides - evidente a partir de 20 mg por dia de equivalente de prednisona - e, eventualmente, por uma imunossupressão ligada à doença de base ou às terapêuticas e condições mórbidas associadas. Pode tratar-se da recidiva de uma infeção latente, "bloqueada" (tuberculose, anguilose, toxoplasmose, herpes, herpes zoster, etc.) ou de uma superinfeção, por vezes devida a um germe oportunista. Os sintomas das superinfecções são frequentemente fracos: deve suspeitar-se de qualquer febre isolada persistente. Como os corticóides provocam uma hiperleucocitose dos neutrófilos, esta perturbação biológica não constitui, por si só, um argumento a favor de um processo sético. [12]

-Na nossa série, as complicações infecciosas foram a complicação mais frequente com 32 casos, ou seja, quase **43%** das complicações. A sua frequência na literatura varia entre 26 e **78% [**13**]**. Esta frequência é comparável à de um estudo retrospetivo realizado no departamento de medicina interna de Sfax (Tunísia) em 146 doentes com lúpus hospitalizados durante um período de 11 anos, de janeiro de 1996 a dezembro de 2006 [14].

-O agente infecioso causador foi identificado em 111 casos **(76%)**:

> As infecções bacterianas foram as mais comuns, ocorrendo em 75 casos **(67,5%),** e em **68,75% dos** nossos casos.

> Foram observadas infecções virais em 12 casos **(10,8%)**.

> Outras infecções foram parasitárias em 15 casos **(13,5%)** e micóticas em 9 casos **(8%).**

- Assim, a suscetibilidade à infeção é aumentada pelos glucocorticóides.

Terapia com corticosteróides: efeitos secundários

-I- Papel do enfermeiro :

Para prevenir e detetar estes riscos, o enfermeiro deve :

- administrar antibioticoterapia profiláctica prescrita por um médico
- controlar a temperatura e os sinais de infeção (tosse, ardor, infecções do trato urinário, etc.)
- tratar todas as feridas e infecções
- observar uma higiene rigorosa
- certificar-se de que as suas vacinas estão actualizadas
- controlar a sua eficácia = ausência de dor e de reação alérgica [15].
- Qualquer febre que não esteja claramente associada a um ataque de lúpus deve ser objeto de um exame completo [12], incluindo um exame de doenças infecciosas (hemograma, PCR, PCT, etc.).

2. Complicações ósseas e musculares :

2.1- Osteoporose induzida por cortisona :

A osteoporose induzida pela cortisona é a forma mais comum de osteoporose secundária e é uma das principais complicações da terapêutica prolongada com cortisona. No entanto, um estudo epidemiológico demonstrou que apenas **14%** dos doentes que tomavam corticosteróides a longo prazo estavam a receber tratamento preventivo ou curativo para a osteoporose induzida pela cortisona. Verifica-se um rápido aumento do risco de fratura nos primeiros seis meses de qualquer tratamento com corticosteróides sistémicos. O risco de osteoporose diminui a partir do terceiro mês após a interrupção do tratamento com corticosteróides. [16]

- O nosso estudo mostrou que 12 casos tiveram complicações ósseas confirmadas por DMO, nenhum caso de fratura osteoporótica foi reportado, representando **16%** da população.

- **I-** **Papel do enfermeiro :**

- Para prevenir e detetar estes riscos, o enfermeiro deve :

o Monitorizar o aparecimento de dores nos ossos e nas articulações

Terapia com corticosteróides: efeitos secundários

o Calcemia e calciúria sob prescrição médica

o Evitar actividades em que haja risco de queda

o Suplementação de cálcio mediante receita médica [15] o Assegurar uma dieta rica em cálcio

2.2- Miopatia cortisónica :

-A miopatia por cortisona foi reconhecida como um efeito secundário da terapêutica com corticosteróides em 1955, pouco depois de esta classe de medicamentos ter sido introduzida na terapêutica. [21] A fraqueza muscular de gravidade variável é frequentemente observada em doentes tratados durante várias semanas com doses elevadas de corticosteróides. Estudos demonstraram que **15** a **40%** dos doentes tratados com doses elevadas de corticóides durante várias semanas sofrem deste efeito indesejável do tratamento. No entanto, esta lesão muscular é geralmente moderada e incapacitante em menos de **5%** dos doentes. A frequência das lesões tendinosas é desconhecida, mas parece ser rara, enquanto na nossa série a miopatia por cortisona representa uma percentagem mínima de **7%.** [18]

-1- Papel do enfermeiro :

-Para prevenir e detetar estes riscos, o enfermeiro deve :

o Monitorizar o aparecimento de dificuldades de locomoção

o Manter a coordenação com o fisioterapeuta o Assegurar o acompanhamento com exames complementares o Assegurar uma alimentação rica em proteínas

3. Complicações metabólicas :

-No nosso estudo, foram registadas 20 complicações metabólicas, ou seja, **26%** dos doentes apresentavam uma ou outra destas complicações.

Terapia com corticosteróides: efeitos secundários

3.1- Diabetes:

-Todos os efeitos dos glucocorticóides no metabolismo da glicose contribuem para a hiperglicemia. Aumentam a produção hepática de glicose, nomeadamente através do aumento da disponibilidade de precursores da neoglucogénese e da estimulação da secreção de glucagon. Provocam igualmente uma resistência muscular à insulina, reduzindo a utilização e a oxidação periférica da glicose. Por último, têm um efeito tóxico direto nas células beta. Os objectivos glicémicos dependerão do contexto: idade, patologia subjacente, etc. Parece razoável estabelecer objectivos glicémicos entre 1,5 e 2,5 g/l nos idosos, mais baixos: < 1,2 g/l em jejum, < 1,6 g/l pós-prandial nos jovens. [17]

Alguns estudos estimaram que 5-10% dos doentes tratados com corticosteróides desenvolvem diabetes após mais de um ano de tratamento. Este valor é 1,5 a 2 vezes superior ao observado numa população da mesma idade não tratada com cortisona. [18]

-1- Papel do enfermeiro :

-Para prevenir e detetar este risco diabetogénico, o enfermeiro deve :

o Rastreio de sinais de hipoglicemia (palpitações, palidez, náuseas, fadiga intensa, sudação, tremores, desconforto vagal) e hiperglicemia (fome, sede intensa, poliúria, glicosúria)

- Monitorizar a glicemia capilar
- Seguir uma dieta diabética prescrita pelo seu médico (evitar os açúcares de absorção rápida, os doces e os produtos de pastelaria).
- Administrar um antidiabético oral mediante receita médica ou implementar uma terapia com insulina [15].

3.2- Hipertensão induzida por corticosteróides :

A terapêutica sistémica prolongada com corticosteróides pode induzir hipertensão secundária ou agravá-la se já existir.

- A hipertensão arterial é diagnosticada em **10** a **20%** dos doentes tratados com corticosteróides, mais frequentemente após vários meses de tratamento. [18]
- No nosso estudo, a hipertensão parece ser induzida em quase **7%** dos doentes.

Terapia com corticosteróides: efeitos secundários

- Um estudo retrospetivo realizado entre janeiro de 2006 e junho de 2009 no serviço de medicina interna do CHU Mohamed VI, em Marraquexe, mostrou que a hipertensão foi observada em **6,94%** dos casos, o que parece ser equivalente ao nosso estudo. [1]

- Papel do enfermeiro :

-Para prevenir e detetar este risco, o enfermeiro deve :

- Fazer uma dieta sem sal (evitar adicionar sal de cozinha, alimentos que contenham sal escondido e bebidas com gás) [15].
- Intervir em caso de pico hipertensivo
- Administrar o tratamento da tensão arterial elevada prescrito por um médico

3.3- Perturbações do blanqueamento hepático :

- No nosso estudo, 8 casos tinham hiperlipidemia confirmada, o que representa uma percentagem de **11%**.

- Um estudo prospetivo realizado pela equipa de L.FARDET teve como objetivo descrever as alterações dos níveis de lípidos sob terapêutica geral com corticosteróides [1]. Este estudo incluiu 45 doentes, entre junho de 2003 e maio de 2005, todos eles com corticoterapia prolongada superior a 3 meses e doses iniciais elevadas (média: 54±17 mg/d) de prednisona, sem qualquer tratamento que pudesse influenciar os níveis lipídicos. Os resultados concluíram que os níveis de colesterol total e de triglicéridos aumentaram: de 1,79 g/l para 2,38 g/l e de 1,02 g/l para 1,16 g/l, respetivamente, entre o D0 e o M3 da corticoterapia sistemática, tendo diminuído no final do tratamento.

Foi efectuado um controlo antes do tratamento (colesterol total, HDL, LDL, triglicéridos) e após três meses de tratamento. Quarenta e dois pacientes tinham análises lipídicas completas aos três meses, e 21 deles tinham-nas também aos 9 e 12 meses. [19]

Data	Dia 1	Aos 3 meses	Entre 9 e 12 meses
Dose de prednisona (mg/dia)	54+/-17	31+/-15	11+/-6
Níveis de colesterol Média (em g/l)	1.79	2.38	2.10
Colesterol HDL	67% de aumento		
Colesterol LDL	17% de aumento		
Trigliceridemia (em g/l)	1.02	1.16	0.96

HDL=Lipoproteínas ***de alta*** densidade

LDL=Lipoproteínas ***de baixa*** densidade

Quadro 5: Estudo dos níveis lipídicos em doentes que tomam corticosteróides. [19]

-1- Papel do enfermeiro :

- Para prevenir e detetar este risco, o enfermeiro deve:

o Efetuar um perfil lipídico (colesterol, triglicéridos) sob prescrição médica, respeitando as regras de dosagem (jejum de 12 horas) [15].

o Assegurar uma dieta hipolipidémica por redução de calorias ou tratamento sob prescrição médica

4. Insuficiência suprarrenal induzida por corticosteróides:

Descrita pela primeira vez na década de 1950, a insuficiência suprarrenal induzida por corticosteróides é um efeito secundário clássico da terapêutica com corticosteróides sistémicos. Atualmente, é mesmo unanimemente considerada como a principal causa de insuficiência suprarrenal secundária. [1]

De facto, quando os corticóides são tomados durante longos períodos de tempo e as secreções de ACTH e de cortisol são interrompidas, as glândulas supra-renais podem repousar e, muitas vezes, até atrofiar.

A intensidade da inibição depende do composto, da dose, da duração do tratamento e do momento da administração. A insuficiência pode dever-se quer diretamente ao repouso das glândulas supra-renais, quer ao facto de a hipófise não retomar a secreção de ACTH.

A insuficiência suprarrenal pode ocorrer com a terapia prolongada com corticosteróides orais, mas felizmente é rara (incidência entre **0,015** e **0,1%**). [20]

o Na nossa série, foram confirmados 3 casos, ou seja, **4%** da população. Estudo prospetivo de 56 doentes (junho de 2011 a dezembro de 2012) que receberam uma terapêutica prolongada com corticosteróides orais com uma dose inicial média de prednisona de 50+/-22 mg/dia. A insuficiência adrenal foi observada em 36 casos (**64%**). Vários estudos estimaram que a frequência de EI biológica em doentes que recebem terapêutica prolongada com corticosteróides se situa entre **15** e **87%.** [20]

-I- Papel do enfermeiro :

Para prevenir e detetar estes riscos, o enfermeiro deve :

- Reduzir gradualmente a dose final da terapêutica com corticosteróides, mediante prescrição médica
- Administrar o tratamento entre as 7 e as 8 da manhã, pois a hormona corresponde ao funcionamento máximo das glândulas supra-renais, limitando assim os efeitos secundários.
- Controlo biológico função suprarrenal por prescrição médica (teste de synacthen) [15].
- Rastreio dos sintomas de insuficiência suprarrenal (fadiga invulgar, dor abdominal, perda de peso, por vezes febre) [18].

5. Complicações oculares :

-Os corticóides locais e gerais são uma fonte de complicações oftalmológicas graves, exigindo um acompanhamento oftalmológico regular adaptado à história do doente.

5.1. Catarata cortisónica :

-As cataratas cortisónicas, geralmente subcapsulares posteriores, surgem durante a terapêutica local e sobretudo prolongada com corticosteróides (atraso médio de 1 ano). Esta catarata pode ser favorecida por patologias gerais (diabetes) ou oculares. Terapia com corticosteróides: efeitos indesejáveis

(uveíte, heterocromia da íris de Fuchs). É geralmente bilateral e por vezes assimétrica. Pode estabilizar ou piorar com a interrupção dos corticosteróides, reduzindo a acuidade visual. O tratamento é cirúrgico. [23]

5.2. Glaucoma cortisónico :

O glaucoma induzido pela cortisona está ligado a um aumento da pressão ocular associado a uma redução da reabsorção do humor aquoso. Esta complicação está principalmente associada à terapia local com corticosteróides, mas pode por vezes ocorrer durante a terapia sistémica com corticosteróides em doses elevadas. [23]

-I- Papel do enfermeiro :

-Para prevenir e detetar estes riscos, o enfermeiro deve :

- Questionar os doentes sobre a existência de sinais oculares
- Assegurar o acompanhamento oftalmológico

6. Complicações digestivas :

- Os corticosteróides podem induzir certos sintomas digestivos, como dores/cãibras no estômago ou regurgitação ácida. Estes sintomas são benignos e podem ser facilmente tratados pelo médico. O risco de complicações mais graves (úlcera gástrica, inflamação do pâncreas, infeção do cólon) é muito menor. Cerca de **10%** dos doentes queixam-se de dores de estômago no início do tratamento. O risco úlceras de estômago e pancreatite induzidas por corticosteróides é extremamente baixo. Por outro lado, os corticosteróides podem agravar uma úlcera gástrica pré-existente. [18]

-I- Papel do enfermeiro :

-Para prevenir e detetar estes riscos, o enfermeiro deve :

- Monitorizar o aparecimento de dor gástrica, como ardor ou cólicas.
- Se prescrito por um médico, administrar um penso gástrico (2 horas antes de tomar o corticosteroide para não interferir com a absorção) ou um medicamento antiulceroso.
- Monitorizar a eficácia pós-gástrica com medicamentos antiulcerosos fora das

refeições, uma vez que os alimentos actuam como tampão e acalmam a gastralgia.

- Evitar substâncias irritantes (tabaco) + alimentos ácidos (molhos para salada, limão, especiarias, etc.) Não se auto-medicar com DTCs ulcerogénicos (AINEs, ácido salicílico)
- Detetar hemorragia digestiva (sangue negro nas fezes). [15]

7. Perturbações psiquiátricas :

-As alterações de humor induzidas pelos corticosteróides são geralmente ligeiras (por exemplo, insónia, ansiedade ou irritabilidade, problemas de memória moderados, dificuldade de concentração), mas em casos raros podem ser mais graves (por exemplo, depressão, delírios, euforia acentuada).

-Os sintomas menores são comuns. Por exemplo, **40-50%** dos doentes referem insónias, irritabilidade ou ansiedade. As perturbações neuropsicológicas graves são muito mais raras e podem afetar **5-10%** dos doentes. É imperativo que estas perturbações levem os doentes (e/ou as pessoas que os rodeiam) a procurar aconselhamento médico imediato. [18]

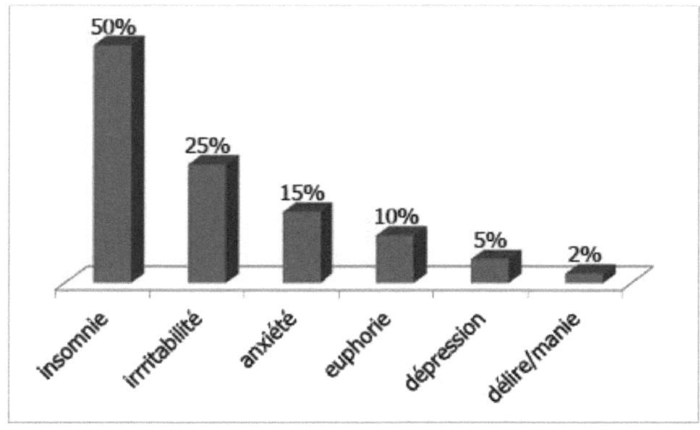

Figura 9: Alterações de humor. [18]

-I- Papel do enfermeiro :

-Para prevenir e detetar estes riscos, o enfermeiro deve :

- Monitorizar a qualidade do sono
- Evitar todos os estimulantes, nomeadamente ao fim do dia (café, chá, álcool, tabaco).
- Monitorizar o comportamento (confusão mental, alucinações) + risco de depressão quando o tratamento é interrompido. [15]

7. Complicações estéticas :

-Na nossa série, estes efeitos secundários constituíram uma percentagem mínima, ou seja, **5%** dos doentes.

-Os corticóides induzem frequentemente de peso. Este de peso é geralmente moderado, da ordem de alguns quilos. Os corticosteróides alteram igualmente o aspeto físico do doente, com o aparecimento de um rosto arredondado (cara de lua), uma corcunda na nuca (corcunda de búfalo) ou um aumento do perímetro da cintura. Estas anomalias devem-se a uma redistribuição das células adiposas no corpo (denominada lipodistrofia) e à retenção de água. Estima-se que, após dois a três meses de tratamento, 40 a 60% dos doentes um aumento de peso e/ou uma alteração significativa do seu aspeto físico. [18]

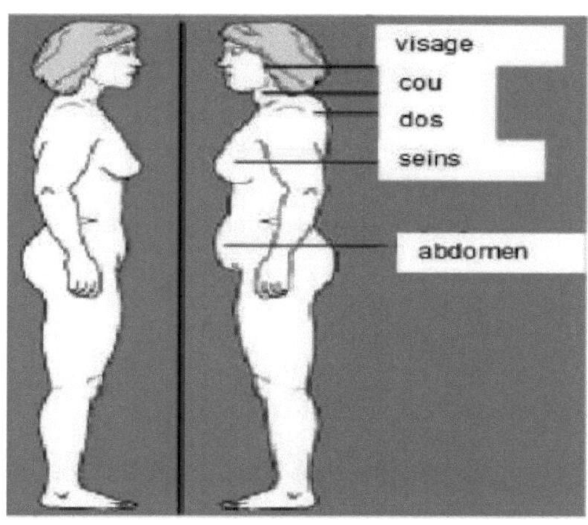

Antes Depois

Figura 10: Aumento de peso. [18]

-A fácies cushingóide é também conhecida como "lipodistrofia cérvico-facial" ou "obesidade facio-truncular", consoante o autor, tendo sido registados quatro casos no nosso estudo. ™Uma revisão da literatura (Tabela 7) confirma a elevada prevalência desta complicação: Um estudo realizado em casa em doentes tratados com corticoterapia geral para várias patologias dermatológicas encontrou lipodistrofia cervico-facial em todos os doentes. [1]

estudos efectuada	Anos	número de pacientes	Prevalência de caso de lipodistrofia	tempo médio para o início da doença
Benchikhi & al	1999	72	100%	3 meses
Flahault & al	2007	37	57%	3 meses
Fardet & al	2007	88	63%	3 meses

Estudo de Zineb BENNIS KANAR	2009	72	55.5%	3 meses

Quadro 6: Comparação das prevalências de lipodistrofia cervico-facial nos diferentes estudos acima referidos. [1]

-I- Papel do enfermeiro :

-Para prevenir e detetar estes riscos, o enfermeiro deve :

- Assegurar uma dieta hipocalémica sob prescrição médica (evitar gorduras animais e vegetais)
- Monitorizar o peso
- Observar as mudanças na forma do corpo e os efeitos psicológicos resultantes [15].

-Por fim, não podemos esquecer que o enfermeiro deve :

- Permitir que as pessoas expressem os seus sentimentos
- Prestar apoio psicológico (aconselhamento)
- Permitir que as pessoas adquiram os conhecimentos necessários sobre dietas, actividades diárias e autocontrolo.
- Assegurar uma abordagem pedagógica. [15]

Dada a gravidade das doenças sistémicas tratadas e os perigos potenciais da terapêutica com corticosteróides, a não monitorização dos doentes tratados com corticosteróides constituiria uma negligência médica grave e seria punível por lei. Por conseguinte, o acompanhamento dos doentes é parte integrante das regras básicas de uma boa terapêutica com corticosteróides. A frequência do acompanhamento depende da gravidade dos sintomas da doença inicial e da tolerância do doente aos corticosteróides. [1] O quadro 6 enumera os vários parâmetros a monitorizar através de interrogatório, exame clínico e testes adicionais.

Questionamento	Clínica	Exames complementares
-apetite -cumprimento do tratamento -cumprimento da dieta -perturbações do sono -estado psicológico -sinais digestivos -Sinais osteoarticulares	-medição da tensão arterial -Controlo do peso -temperatura -Gráfico de crescimento (crianças++) exame oftalmológico com medição da pressão ocular -exame da pele	-Ionograma sanguíneo -glicemia de jejum -Níveis de proteínas -colesterolemia -trigliceridemia -fórmula de enumeração sangue -osteodensitometria (início e 6 meses)

Tabela 7: Sinais de recidiva da doença tratada. [3]

5 Conclusão

A prescrição de uma terapêutica prolongada com corticosteróides deve ser uma decisão cuidadosamente ponderada pelo prescritor. Este terá de avaliar a superioridade da utilização de um corticosteroide, apesar dos riscos de efeitos adversos, em relação às complicações da própria doença se não for iniciado o tratamento. A procura da dose mínima eficaz será a primeira linha de defesa contra os riscos de complicações associadas à terapêutica com corticosteróides. [22]

Os corticóides foram, sem dúvida, um dos maiores avanços da terapêutica médica do século passado. Graças a eles, muitas vidas foram e continuam a ser salvas todos os dias há mais de 60 anos. Os seus efeitos rápidos e espectaculares sobre a inflamação revolucionaram o prognóstico de numerosas doenças disimunes e inflamatórias, muitas vezes incapacitantes. A outra face da moeda é que este "tratamento milagroso" tem uma longa lista de efeitos secundários, que continuam a aumentar com o tempo.

O objetivo deste estudo, que se centrou nos efeitos nocivos dos corticóides, era compreender melhor esses efeitos para podermos lidar com eles de forma mais eficaz.

Revelou que, embora aparentemente bem conhecidos, muitos destes efeitos adversos estão longe de ser bem compreendidos em termos epidemiológicos e fisiopatológicos, e muito menos em termos de gestão terapêutica e de estratégia preventiva, e que muitas vezes faltam recomendações consensuais.

Por fim, e para concluir com uma nota de esperança, gostaríamos de anunciar que uma investigação aprofundada sobre os mecanismos de ação intracelular dos corticóides e do seu metabolismo nos permitiu desenvolver moléculas tão potentes como os nossos corticóides actuais, mas sem os seus efeitos secundários. Atualmente, estas moléculas ainda se encontram na fase pré-clínica. Mas quem sabe?

Serão provavelmente a revolução de amanhã. [1]

6 Apêndices

Ficha de estudo da conetividade

IDENTIFICAÇÃO :

Apelido Nome próprio

Sexo : M o

Idade anos de idade.

ANTECEDENTES PESSOAIS :

Cirúrgico :

PELE E MEMBRANAS MUCOSAS :

Púrpura fotossensibilidade lúpus discoide Raynaud Ulceração da boca

Outros :

Biópsia :

MANIFESTAÇÕES REUMATOLÓGICAS :

Artralgia : Sede: ....

Artrite : Sede: ....

Mialgias : Miosite :

EVENTOS RENAIS :

HTA Hematúria Proteinúria Síndrome redematoso Anúria

Creatinina

PBR :

IRT :

Hemodiálise :

Doenças do aparelho digestivo :

Dor abdominal :

Diarreia :

Perfuração digestiva :

Ileocolite :

Outros :

Fibroscopia :

Colonoscopia :

Biópsia :

Manifestações cardíacas :

Sinais funcionais :

Auscultação cardíaca :

ECG :

Radiografia do tórax :

ECHO CdUR :

Pericardite Endocardite Miocardite HAP

OUTROS :

MANIFESTAÇÕES PULMONARES :

Sinais funcionais :

Revisão:

Rx tórax :

Exame do tórax :

Fibrose brônquica :

Outros :

MANIFESTAÇÕES NEUROLÓGICAS :

Neuropatia periférica :

EMG :

Envolvimento do SNC :

TAC cerebral :

Ressonância magnética do cérebro :

TRATAMENTO :

CORTICOIDES :

Bolus :

Doses iniciais :

Duração:

REACÇÕES ADVERSAS A MEDICAMENTOS :

EVOLUÇÃO :

Melhoria :

Agravamento :

Estabilização :

outono :

Sequela :

Morte : Causa:

7 Referências

[1] Zineb BENNIS KANAR. Complicações da terapia com corticosteróides Tratamento sistémico prolongado em medicina interna. Tese N°69. MARRAQUEXE, UNIVERSIDADE CADI AYYAD 2010.

[2] Clémence HERBIN. PROBLEMAS METODOLÓGICOS NO DESENVOLVIMENTO CLÍNICO DE UM IMUNOMODULADOR NO LÚPUS, A propos dune nouvelle molécule Atacicept dans la néphropathie lupique. Tese de doutoramento. UNIVERSIDADE HENRI POINCARE - NANCY 1 2010.

[3] R. BERRADY, W. BONO. Service de Médecine Interne, CHU Hassan II, FES, MAROC.COMMENT JE PREVIENS LES EFFETS SECONDAIRES D'UNE CORTICOTHERAPIE BERRADY et COLL ANNALES DE MEDECINE ET DE THERAPEUTIQUE AMETHER. janvier 2010 ; Volume 2, N° 1 : 81 - 84

[4] KENTH D. BRANDT "Arthrose" Principe de médecine interne 15th edition Médecine science Flammarion Paris 1987-1994

[5] MAURICE RAPIN "Le grand dictionnaire Encyclopédique Médical" Tomo 1, AH1986, Médecine et sciences Flammarion Paris França

[6] : www.scienceDirect.com

[7] Farmacologia Nível DCEM1.2006 - 2007.Departamento de Farmacologia Pr. Philippe Lechat. Atualizado em: 18 de outubro de 2006. Capítulo 14 - Corticosteróides.

[8] : www.soins-infirmiers.com. ACTUALIZADO:26/11/2008

[9]: Chaachoui Fatma. Acompanhamento de um paciente em terapia com corticosteroides num departamento de medicina interna. Trabalho de fim de curso 2013

[10] Laurent ARNAUD. Epidemiologia do lúpus sistémico. Centro Nacional de Referência do Lúpus Sistémico Serviço de Medicina Interna 2 (Pr Amoura) Grupo Hospitalar Pitié-Salpêtrière, Paris

[11] Departamento de Reumatologia, Professor Olivier MEYER, curso DCEM2. Lúpus eritematoso sistémico: diagnóstico, evolução, princípios de tratamento. Módulo 8 Imunologia Inflamação DCEM2 Internat n° 117

[12] Artigo 174 : Prescrição e controlo dos anti-inflamatórios esteróides e não esteróides. COFER, Colégio Francês de Professores de Reumatologia. Data de criação do documento 2010-2011.

[13] Mouna El Fane1, Meryem Essebani1, Wassila Bouissar2, Latifa Badaoui1, Ahd Oulad Lahsen1, Mustapha Sodqi1, Latifa Marih1, Abdelfettah Chakib1, Kamal Marhoum El Filali1. Complicações infecciosas no lúpus eritematoso sistémico. Revue Marocaine de Rhumatologie 2015; 32: 39

[14] M. Michel *, B. Godeau. Complicações infecciosas das doenças sistémicas. Departamento de Medicina Interna, CHU Henri-Mondor Hospital, 51, avenue du Maréchal-de-Lattre-de-Tassigny, 94010 Créteil cedex, França. Réanimation 14 (2005) 621-628

[15] :http://www.infirmiers.com/pdf/SI-personne-sous-corticoides.pdf

[16] TRATAMENTO MEDICAMENTOSO DA OSTEOPOROSE INDUZIDA PELA CORTISONA. Recomendação de boa prática. AGÊNCIA

FRANCESA DE SEGURANÇA SANITÁRIA DOS PRODUTOS DE SAÚDE

EDIÇÃO DE

FEVEREIRO 2003

[17] Diabetes e corticóides. Dr.ª Florence LABROUSSE-LHERMINE Serviço de Diabetologia - Doenças Metabólicas e Nutrição CHU Rangueil.

[18] : http://www.cortisone-info.fr

[19] FARDET L., TIEV K.P., KETTANEH A., TOLEDANO C., CABANE J. "Corticothérapie systémique et perturbations du bilan lipidique: étude prospective ayant inclus 45 patients". La Revue de Médecine Interne. dezembro de 2006. Vol. 27, n°S3, p.S325.

[20] : http://scolarite.fmp-usmba.ac.ma/cdim/mediatheque/memoires/e_memoires/2-13.pdf

[21] T. Perez "Serviço de Pneumologia e Imuno-Alergologia, Hôpital Calmette, CHRU de Lille, 59037 Lille Cedex. Músculo periférico e corticoterapia. Revue des Maladies Respiratoires vol 18, N° SUP 2 - maio de 2001pp. 234

[22] TESE PARA A OBTENÇÃO DO DIPLOMA ESTATAL DE DOUTOR EM FARMÁCIA. Apresentada e defendida publicamente em 21 de novembro de 2011 por Emilie BALDOMIR

[23] Bertrand Wechsler, Olivier Chosidow. Corticóides e terapia com corticosteróides. John Libbey eurotext, 1997, Paris.

[24] http://www.docteurclic.com/traitement/corticoides.aspx

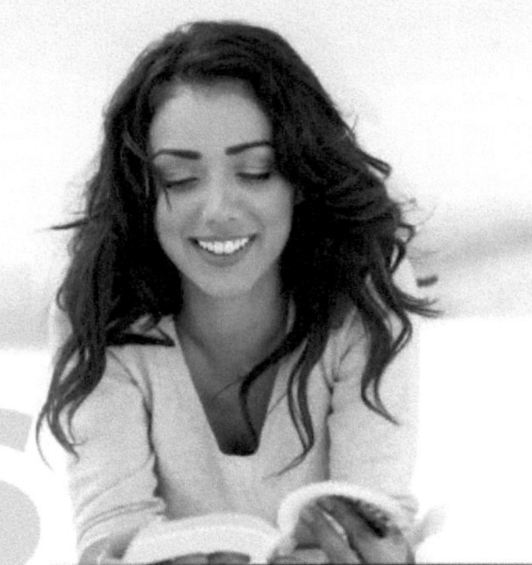

yes

I **want** morebooks!

Buy your books fast and straightforward online - at one of world's fastest growing online book stores! Environmentally sound due to Print-on-Demand technologies.

Buy your books online at
www.morebooks.shop

Compre os seus livros mais rápido e diretamente na internet, em uma das livrarias on-line com o maior crescimento no mundo! Produção que protege o meio ambiente através das tecnologias de impressão sob demanda.

Compre os seus livros on-line em
www.morebooks.shop

info@omniscriptum.com
www.omniscriptum.com

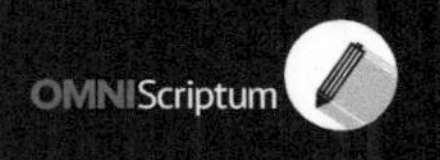

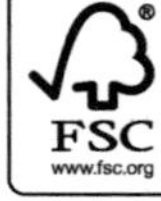
MIX
Papier aus verantwortungsvollen Quellen
Paper from responsible sources
FSC® C105338

Printed by Books on Demand GmbH, Norderstedt / Germany